Verlagsbuchhandlung von Julius Springer in Berlin N.
Monbijou-Platz 3.

CHEMIKER-KALENDER
1882.

Herausgegeben

von

DR. RUD. BIEDERMANN.

Dritter Jahrgang.

In zwei Theilen.

I. Theil geb. in Leinwand, — **II. Theil** geh. Preis zusammen **4 Mk.**
I. Th. geb. in Leder, — **II.** geh. Preis zusammen **4,50 Mk.**
Preis eines jeden Theiles apart **2,50** (des I. Th. in Leder apart **3 Mk.**)

Für diesen neuen (III.) Jahrgang sind die dem Herausgeber von einer Reihe wissenschaftlicher und praktischer Berufsgenossen zugegangenen Mittheilungen bestens berücksichtigt worden, so dass der vorliegende Jahrgang allen Ansprüchen, welche an das schnell beliebt gewordene und stets weitere Verbreitung findende Unternehmen gestellt werden können, gerecht wird.

Die Verlagshandlung hat auf eine gute und gefällige Ausstattung des Chemiker-Kalenders erneute Sorgfalt verwandt und giebt sich der zuverlässigen Hoffnung hin, dass derselbe auch in seinem neuen Jahrgang seine Nützlichkeit bewahren, sich das Wohlwollen der bisherigen Freunde erhalten und neue gewinnen wird.

Bestellungen auf **Dr. BIEDERMANN's Chemiker-Kalender** nimmt jede Buchhandlung entgegen.

HÜLFS-TABELLEN

FÜR DAS

LABORATORIUM

ZUR

BERECHNUNG DER ANALYSEN.

BERECHNET UND ZUSAMMENGESTELLT

VON

M. RICHTER.

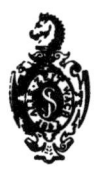

SPRINGER-VERLAG BERLIN HEIDELBERG GMBH 1882

ISBN 978-3-662-32066-2   ISBN 978-3-662-32893-4 (eBook)
DOI 10.1007/978-3-662-32893-4

VORWORT

In neuester Zeit haben die Atomgewichte vieler Elemente in Folge rastloser Arbeit seitens der Chemiker mannigfache Abänderungen erfahren; ihre abgerundete Form, welche dem Gedächtniss sehr zur Hülfe kam und die Rechnungen erleichterte, muss jetzt vornehmlich bei rein wissenschaftlichen Untersuchungen einer neuen, komplizirteren weichen.

Wenn auch bei einzelnen Atomgewichten die Differenzen nur unerhebliche sind, wie beim Sauerstoff 15,96 (früher 16), so können sie bei einigen Elementen wie beim Platin 194,34 (früher 197,4) nicht ausser Acht gelassen werden, es würde vielmehr ein Fehler sein, sich gegen diese Neuerungen, welche mit absoluter Gewissheit festgestellt sind, zu verschliessen. Weitere Aenderungen in den Atomgewichten stehen bevor, denn schon sind das Osmium und Antimon wieder Gegenstand heftigen Streites. In den vorliegenden, nach diesen neuen Atomgewichten berechneten Tafeln sind nun die Multipla der in der analytischen Chemie wichtigen Factoren gegeben. Sie sind auf ihre absolute Richtigkeit geprüft, und in der Hand des denkenden Chemikers ein Hebel, welcher oft langwierige Rechnungen in kurze und leicht ausführbare umgestaltet.

Das mit Recht bei grossen Zahlenwerken zu erwartende Misstrauen, bezüglich der Druckfehler, welche kaum zu vermeiden sind und erst mit der Zeit herausgeschafft werden können, muss bei diesem Werke schwinden, wenn man bedenkt, dass der Zweck desselben nicht in dem einfachen, sinnlosen Abschreiben der Zahlen, sondern hauptsächlich in dem Vergleichen der selbst berechneten mit den in den Tabellen aufgeführten Zahlen besteht. Wie oft passirt es selbst dem ruhigsten und besonnensten Chemiker, dass er sich bei Rechenfehlern ertappt! Dieser Fall kann beim Vergleiche der eigenhändig berechneten mit den angeführten identischen Zahlen nie eintreten.

Er wird vielmehr zu dem Bewusstsein gelangen, die Rechnungen richtig ausgeführt zu haben, eine zweite Controllrechnung also sich ersparen können und etwaige falsche Resultate nicht mehr seinen Rechnungen zur Last legen zu müssen, sondern dieselben in den verschiedenen Methoden wie Operationen zu suchen zu haben.

Der Verfasser.

Inhalts-Verzeichniss.

		Seite
Tab. I.	Atomgewichte der Elemente	1
Tab. II.	Multipla der Atomgewichte	2
Tab. III.	Molecular-Gewichte	4
	Anleitung zum Gebrauch der Tafeln	12
Tab. IV.	Tabellen zur Berechnung der Analysen	13
	Berechnung von Wasseranalysen	32
Tab. V.	Tabellen zur Berechnung von Wasseranalysen	34
Tab. VI.	Volumetrie	36
	1) Alkalimetrie	36
	2) Oxydometrie	37
	3) Chlorometrie	38
	4) Fällungsanalysen	38
Tab. VII.	Tabellen zur organischen Analyse	39

Tab. 1.

Atomgewichte der Elemente.

Name	Symbol des Atoms und Werthigkeitscoefficient	Atomgewicht	Name	Symbol des Atoms und Werthigkeitscoefficient	Atomgewicht
Aluminium	Al III, VI	27,3 (27,5)	Natrium	Na I	22,96 (23)
Antimon	Sl III, V	122	Nickel	Ni II, IV	58,6 (58,8)
Arsen	As III, V	74,9 (75)	Niob	Nb V	94
Baryum	Ba II	136,8 (137)	Osmium	Os II, IV, VI, VIII	198,6 (199)
Beryllium	Be II od. III	9,4 od. 13,8	Palladium	Pd II, IV, VI	106,2 (106,5)
Blei	Pl II, VI	206,4 (207)	Phosphor	P III, V	30,96 (31)
Bor	Bo III, V	11	Platin	Pt IV, II, VI	194,34 (**)
Brom	Br I, III, V, VII	79,75 (80)	Quecksilber	Hg II	199,8 (200)
Cadmium	Cd II	111,6 (112)	Rhodium	Rh II, IV, VI	104,1 (104)
Cäsium	Cs I	133	Rubidium	Rb I	85,2 (85)
Calcium	Ca II	39,9 (40)	Ruthenium	Ru IV, II, VI, VIII	103,5 (104)
Cer	Ce II, VI	138	Sauerstoff	O II	15,96 (16)
Chlor	Cl I, III, V, VII	35,37 (35,5)	Schwefel	S II, IV, VI	31,98 (32)
Chrom	Cr IV, VI	52,4 (52,5)	Selen	Se II, IV, VI	79
Didym	Di IV	144,78 (145)	Silber	Ag I	107,66 (108)
Eisen	Fe II, IV, VI	55,9 (56)	Silicium	Si IV	28
Erbium	E II	169	Stickstoff	N III, V	14,01 (14)
Fluor	F I	19,1 (19)	Strontium	Sr II	87,2 (87,5)
Gallium	Ga IV	68	Tantal	Ta V	182
Gold	Au III, I	196,2 (196,7)	Tellur	Te II, VI, IV	128
Indium	In III	113,4	Thallium	Tl I, III	203,6 (204)
Jod	J I, III, V, VII	126,53 (127)	Thorium	Th IV	231,5
Iridium	Ir IV, VI, II	192,74 (193)	Titan	Ti IV	48
Kalium	K I	39,04 (39)	Uran	U IV, VI	240
Kobalt	Co II, IV	58,6 (59)	Vanadin	V V, III	51,2
Kohlenstoff	C IV, II	11,97 (12)	Wasserstoff	H I	1
Kupfer	Cu II	63,3 (63)	Wismuth	Bi III, V	210
Lanthan	La IV	139	Wolfram	W IV	184
Lithium	Li I	7	Yttrium	Y IV	93
Magnesium	Mg II	23,94 (24)	Zink	Zn II	64,9 (65)
Mangan	Mn II, IV, VI, VIII	54,8 (55)	Zinn	Sn IV	117,8 (118)
Molybdän	Mo VI	95,8 (96)	Zircon	Zr IV	90

(**) Nach K. Seubert. Ann. Chem. 207, S. 1.

Tab. 2.

Multipla der Atomgewichte.

	1	2	3	4	5	6	7	8	9
Aluminium	27,3	54,6	81,9	109,2	136,5	163,8	191,1	218,4	245,7
Antimon	122	244	366	488	610	732	854	976	1098
Arsen	74,9	149,8	224,7	299,6	374,5	449,4	524,3	599,2	674,1
Baryum	136,8	273,6	410,4	547,2	684	820,8	957,6	1094,4	1231,2
Beryllium	13,8	27,6	41,4	55,2	69	82,8	96,6	110,4	124,2
Blei	206,4	412,8	619,2	825,6	1032	1238,4	1444,8	1651,2	1857,6
Bor	11	22	33	44	55	66	77	88	99
Brom	79,75	159,5	239,25	319	398,75	478,5	558,25	638	717,75
Cadmium	111,6	223,2	334,8	446,4	558	669,6	781,2	892,8	1004,4
Cäsium	133	266	399	532	665	798	931	1064	1197
Calcium	39	78	117	156	195	234	273	312	351
Cer	138	276	414	552	690	828	966	1104	1242
Chlor	35,37	70,74	106,11	141,48	176,85	212,22	247,59	282,96	318,33
Chrom	52,4	104,8	157,2	209,6	262	314,4	366,8	419,2	471,6
Didym	144,78	289,56	434,34	579,12	723,9	868,68	1013,46	1158,24	1303,02
Eisen	55,9	111,8	167,7	223,6	279,5	335,4	391,3	447,2	503,1
Erbium	169	338	507	676	845	1014	1183	1352	1521
Fluor	19,1	38,2	57,3	76,4	95,4	114,6	133,7	152,8	171,9
Gallium	69,8	139,6	209,4	279,2	349	418,8	488,6	558,4	628,2
Gold	196,2	392,4	588,6	784,8	981	1177,2	1373,4	1569,6	1765,8
Indium	113,4	226,8	340,2	453,6	567	680,4	793,8	907,2	1020,6
Iridium	192,74	385,48	578,22	770,96	963,7	1156,44	1349,18	1541,92	1734,66
Jod	126,53	253,06	379,59	506,12	632,65	759,38	885,91	1012,24	1138,77
Kalium	39,04	78,08	117,12	156,16	195,2	234,24	273,28	312,32	351,36
Kobalt	58,6	117,2	175,8	234,4	293	351,6	410,2	468,8	527,4
Kohlenstoff	11,97	23,94	35,91	47,88	59,85	71,82	83,79	95,76	107,73
Kupfer	63 3	126,6	189,9	253,2	319,5	382,8	443,1	506,4	569,7
Lanthan	139	278	417	556	695	834	973	1112	1251
Lithium	7,01	14,02	21,03	28,04	35,05	42,06	49,07	56,08	63,09
Magnesium	23,94	47,88	71,82	95,76	119,7	143,64	167,58	191,52	215,46
Mangan	54,8	109,6	164,4	219,2	274	328,8	383,6	438,4	493,2
Molybdän	95,8	191,6	287,4	383,2	479	574,8	670,6	766,4	862,2

Tab. 2 (Fortsetzung).

	1	2	3	4	5	6	7	8	9
Natrium	22,99	45,98	68,97	91,96	114,95	137,94	160,93	183,92	206,91
Nickel	58,6	117,2	175,8	234,4	293	351,6	410,2	468,8	527,4
Niob	94	188	282	376	470	564	658	752	846
Osmium	192	384	576	768	960	1152	1344	1536	1728
Palladium	106,2	212,4	318,6	424,8	531	637,2	743,4	849,6	955,8
Phosphor	30,96	61,92	92,88	123,84	154,8	185,76	216,72	247,68	278,64
Platin	194,46	388,92	583,38	777,84	972,3	1166,76	1361,22	1555,68	1750,14
Quecksilber	199,8	399,6	599,4	799,2	999	1198,8	1398,6	1598,4	1798,2
Rhodium	104,1	208,2	312,3	416,4	520,5	624,6	728,7	832,8	936,9
Ruthenium	103,5	207	310,5	414	517,5	621	724,5	828	931,5
Rubidium	85,2	170,4	255,6	340,8	426	511,2	596,4	681,6	766,8
Sauerstoff	15,96	31,92	47,88	63,84	79,8	95,76	111,72	127,68	143,64
Schwefel	31,98	63,96	95,94	127,92	159,9	191,88	223,86	255,84	287,82
Selen	79,01	158,02	237,03	316,04	395,05	474,06	553,07	632,08	711,09
Silber	107,66	215,32	322,98	430,64	538,3	645,96	753,62	861,28	968,94
Silicium	28	56	84	112	140	168	196	224	252
Stickstoff	14,01	28,02	42,03	56,04	70,05	84,06	98,07	112,08	126,09
Strontium	87,2	174,4	261,6	348,8	436	523,2	610,4	697,6	784,8
Tantal	182	364	546	728	910	1092	1274	1456	1638
Tellur	128	256	384	512	640	768	896	1024	1152
Thallium	203,6	407,2	610,8	814,4	1018	1221,6	1425,2	1628,8	1832,4
Thorium	231,5	463	694,5	926	1157,5	1389	1620,5	1852	2083,5
Titan	48	96	144	192	240	288	336	384	432
Uran	240	480	720	960	1200	1440	1680	1920	2160
Vanadin	51,2	102,4	153,6	204,8	256	307,2	358,4	409,6	460,8
Wasserstoff	1	2	3	4	5	6	7	8	9
Wismuth	210	420	630	840	1050	1260	1470	1680	1890
Wolfram	184	368	552	736	920	1104	1288	1472	1656
Yttrium	93	186	279	372	465	558	651	744	837
Zink	64,9	129,8	194,7	259,6	324,5	389,4	454,3	519,2	584,1
Zinn	117,8	235,6	353,4	471,2	589	706,8	824,6	942,4	1060
Zirconium	90	180	270	360	450	540	630	720	810

1*

Tab. 3.

Molecular-Gewichte.

Verbindung.	Molec. Gewicht	Verbindung	Molec. Gewicht
Aluminium		**Arsen**	
$Al^2(OH)^6$	156,36	AsH^3	77,9
Al^2O^3	102,48	$Mg^2As^2O^7$	309,4
$Al^2(SO^4)^3 + 18$ aq.	665,34	$MgNH^4AsO^4$	180,69
$Al^2(NH^4)^2(SO^4)^4 + 24$ aq.	904,94	As^2O^3	197,68
$Al^2K^2(SO^4)^4 + 24$ aq.	948	As^2O^5	229,6
		As^2S^3	245,74
Ammonium		$BiAsO^4$	348,74
NH^3	17,01	**Baryum**	
NH^4Cl	53,38	BaO	152,67
$MgNH^4AsO^4 + \frac{1}{2}$aq.	189,67	$BaCO^3$	196,65
$MgNH^4PO^4 + 6$ aq.	244 51	$BaCl^2 + 2$ aq.	243,46
NH^4NO^3	79,9	$BaCrO^4$	253,04
$(NH^4)^2PtCl^6$	442,7	$Ba(OH)^2$	170,63
$(NH^4)^2SO^4$	131,83	$Ba(NO^3)^2$	260,58
		$Ba^3(PO^4)^2$	600
Antimon		$BaSiFl^6$	279,40
SbH^3	125	$BaSO^4$	232,62
$SbOCl$	173,33	BaO^2	168,72
Sb^2O^3	291,88		
Sb^2O^4	307,84	**Blei**	
Sb^2O^5	323,8	$PbCO^3$	266,25
Sb^2S^3	339,94	$PbCl^2$	277,14
Sb^2S^5	403,9	$PbCrO^4$	322,64
$SbCl^3$	228,11	$Pb(OH)^2$	240,32
$SbCl^5$	298,85	PbJ^2	459,46

Tab. 3 (Fortsetzung).

Verbindung	Molec. Gewicht	Verbindung	Molec. Gewicht
$Pb(NO^3)^2$	330,18	**Calcium**	
PbO	222,36	$CaCO^3$	98,85
$Pb^3(PO^4)^2$	808,58	$CaCl^2$	109,74
Pb^2O^3	460,68	$CaFl^2$	77,2
$PbSO^4$	302,22	$Ca(HO)^2$	72,92
PbS	238,38	CaO	54,96
PbO^2	238,32	$Ca^3(PO^4)^2$	306,6
		$CaSO^4$	134,92
Bor		**Chlor**	
H^3BO^3	61,88	Cl^2O^3	118,62
B^2O^3	69,88	$HClO^3$	84,25
$KBFl^4$	126,44	Cl^2O^5	105,54
		HCl	36,37
		AgCl	143,03
Brom		**Chrom**	
$HBrO^3$	128,63	Cr^2Cl^6	317,02
HBr	80,75	$CrCl^2$	123,14
Br^2O^5	239,3	Cr^2O^3	152,68
AgBr	187,41	CrO^3	100,28
		CrO^2Cl^2	155,06
Cadmium		**Eisen**	
$CdCO^3$	171,45	Fe^2Cl^6	324,02
$CdCl^2$	182,34	Fe^2O^3	159,68
$Cd(OH)^2$	145,52	Fe^3O^4	231,54
CdO	127,56	$Fe^2(OH)^6$	213,56
$CdSO^4$	207,42	$Fe^2(PO^4)^2$	301,4
CdS	143,58	FeO	71,86

Tab. 3 (Fortsetzung).

Verbindung	Molec. Gewicht	Verbindung	Molec. Gewicht
FeSO^4,(NH^4)^{2}SO^4 + 6 aq.	391,31	TlJ	330,13
FeCO^3	115,75	AgJ	234,19
FeCl^2 + 4 aq.	198,48		
Fe(OH)^2	89,82	**Kalium**	
FeSO^4 + 7 aq.	277,5	K^{2}SO^4 + Al^2(SO^4)^3 + 24 aq.	948
FeS	87,88	K^{3}AsO^4	255,86
Fe^2(SO^4)^3 + 9 aq.	560,9	K^{2}Cr^{2}O^7	294,6
		K^{2}B^{4}O^7 + 5 aq.	323,6
Fluor		KBr	118,79
HFl	20,1	KHCO^3	99,89
KBFl^4	126,44	K^{2}CO^3	137,93
CaFl^2	77,2	KClO^3	122,29
BaSiFl^6	279,4	KCl	74,41
K^{2}SiFl^6	220,68	K^{2}CrO^4	194,32
H^{2}SiFl^6	144,6	KCN	65,02
Gold		K^{6}Fe^2(CN)^{12}	657,8
AuCl^3 + 2 aq.	338,23	K^{4}Fe(CN)^6 + 3 aq	421,64
AuCl	231,57	KHO	56,36
Au(OH)^3	247,08	KClO	90,37
Au^{2}S^3	488,34	KJ	165,57
Au^{2}O^3	440,28	KMnO^4	157,68
Au^{2}O	408,36	KNO^3	100,93
Jod		K^{2}O	94,04
HJO^3	175,41	K^{2}PtCl^6	484,74
J^{2}O^5	332,86	K^{2}SiO^3	153,96
HJ	127,53	K^{2}SiFl^6	220,68
PdJ^2	359,26	K^{2}SO^4	173,9
PbJ^2	459,46	KHSO^4	135,86

Tab. 3 (Fortsetzung).

Verbindung	Molec. Gewicht	Verbindung	Molec. Gewicht
KHS	72,02	**Lithium**	
K^2S	110,06	Li^2CO^3	73,87
KCNS	97	LiCl	42,38
Kobalt		LiOH	23,97
$CoCO^3$	118,45	$LiNO^3$	69,9
Co^2O^3	165,08	Li^3PO^4	115,83
$Co^2(OH)^6$	218,96	Li^2SO^4	109,84
CoO	74,56	Li^2O	29,97
$Co(OH)^2$	92,52	**Magnesium**	
$CoSO^4$	154,42	$MgCO^3$	83,79
$Co(NO^2)^3 + 3\ KNO^3$	451,3	$MgCl^2$	94,68
Kohlenstoff		$Mg(OH)^2$	57,86
CN	25 97	MgO	39,9
HCN	26,97	$MgNH^4AsO^4 + \frac{1}{2}$ aq.	189,67
CO	27,93	$Mg^2As^2O^7$	309,4
CO^2	43,89	$Mg^2P^2O^7$	221,53
CSO	59,91	$MgSO^4$	119,76
CS^2	75,93	**Mangan**	
Kupfer		$MnCO^3$	114,65
$CuCl^2 + 2$ aq.	169,96	$MnCl^2 + 4$ aq.	197,38
Cu^2Cl^2	197,34	Mn^2O^3	157,48
$Cu(NO^3)^2 + 6$ aq.	294,84	$H^2Mn^2O^4$	175,44
CuO	79,26	MnO	70,76
$Cu(OH)^2$	97,22	$Mn(HO)^2$	88,72
Cu^2O	142,56	Mn^3O^4	228,24
$CuSO^4 + 5$ aq.	248,90	$MnSO^4 + 4$ aq.	222,46
CuS	95,22	$MnSO^4 + 7$ aq.	276,34
Cu^2S	158,58		

Tab. 3 (Fortsetzung).

Verbindung	Molec. Gewicht	Verbindung	Molec. Gewicht
MnO^2	86,72	**Nickel**	
MnS	86,78	$NiCl^2$	129,34
		$Ni(CN)^2$	110,56
Molybdän		$Ni^2(OH)^6$	218,96
MoO^3	143,68	$Ni(OH)^2$	92,52
$H^2MoO^4 + aq.$	179,60	$NiSO^4$	154,42
MoS^3	191,74	$Ni(NO^3)^2$	182,38
		NiO	74,56
Natrium		**Palladium**	
$Na^2B^4O^7 + 10\ aq.$	381,3	PdJ^2	359,26
NaBr	102,74		
$Na^2CO^3 + 10\ aq.$	285,43	**Phosphor**	
Na^2CO^3	105,83	PH^4J	161,49
NaCl	58,36	H^3PO^3	81,84
NaHO	39,95	P^2O^3	109,8
Na^2O	61,94	P^2O^5	141,72
$NaHCO^3$	83,84	PCl^3O	154,03
$NaHSO^3$	103,76	PCl^5	207,81
$Na^2S^2O^3 + 5\ aq.$	247,82	PCl^3	137,07
NaJ	149,52	PH^3	33,96
$NaNO^3$	84,88	P^2H^4	65,92
$NaNO^2$	68,92	P^4H^2	125,82
$Na^3PO^4 + 12\ aq.$	379,29	H^3PO^4	97,80
$Na^4P^2O^7 + 10\ aq.$	445,20	$H^4P^2O^7$	177,64
Na^2SiO^3	121,86	HPO^3	79,84
Na^2SO^4	141,8	$Mg^2P^2O^7$	221,52
$Na^2SO^4 + 10\ aq.$	321,4	$Ag^4P^2O^7$	604,28
$Na^2SO^3 + 7\ aq.$	251,56	$U^2P^2O^{11}$	717,48

Tab. 3 (Fortsetzung).

Verbindung	Molec. Gewicht	Verbindung	Molec. Gewicht
$Fe^2P^2O^8$	301,4	**Schwefel**	
Ag^3PO^4	417,78	CS^2	75,93
Platin		H^2SO^4	97,82
$PtCl^2$	335,94	SO^3	79,86
$PtCl^4$	265,20	$H^2S^2O^7$	177,68
$Pt(CN)^2$	246,42	H^2S	33,98
K^2PtCl^6	484,74	SO^2	63,90
$(NH^4)^2PtCl^6$	442,7		
Tl^2PtCl^6	813,88	**Selen**	
Quecksilber		SeH^2	81,01
$HgCl^2$	270,54	**Silber**	
Hg^2Cl^2	470,34	$AgCl$	143,03
$Hg(CN)^2$	251,76	$Ag(CN)$	133,64
HgJ^2	452,86	$AgBr$	187,41
Hg^2J^2	652,66	AgJ	234,19
HgO	215,76	$AgNO^3$	169,64
$Hg(NO^3)^2$	323,58	$AgNO^2$	153,59
$HgSO^4$	295,62	Ag^2O	231,28
Hg^2O	415,56	Ag^3PO^4	417,78
Hg^2CrO^4	515,84	$Ag^4P^2O^7$	604,28
$Hg^2(NO^3)^2$	523,38	Ag^2CrO^4	331,56
Hg^2SO^4	495,42	$Ag^2Cr^2O^7$	431,84
HgS	231,78	Ag^2SO^4	311,14
Salpetersäure		Ag^2S	247,30
HNO^3	62,89		
N^2O^5	107,82	**Silicium**	
N^2O^3	75,9	SiH^4	32
HNO^2	46,93	SiF^4	104,4

Tab. 3 (Fortsetzung).

Verbindung	Molec. Gewicht	Verbindung	Molec. Gewicht
$SiCl^4$	169,48	**Thallium**	
H^2SiFl^6	144,6	$TlCl^3 + $ aq.	363,59
SiO^2	59,92	$TlCl$	820,38
K^2SiFl^6	220,68	$Tl^2(SO^4)^3 + 7$ aq.	238,95
$BaSiFl^6$	279,4	Tl^2O	423,16
Stickstoff		**Titan**	
		TiO^2	127,92
NH^3	17,01		
NH^4	18,01	**Uran**	
NO	29,97	UCl^4	381,48
N^2O	43,97	UO^2	271,92
N^2O^3	75,9	UO^2Cl^2	342,66
N^2O^5	107,82	$UO^2(NO^3)^2 + 6$ aq.	503,46
		$UO^2HPO^4 + 4$ aq.	445,56
Strontium		$(UO^2)^2P^2O^7$	717,48
$SrCO^3$	147,05	$UO^2SO^4 + 3$ aq.	421,62
$SrCl^2$	157,94		
$Sr(OH)^2$	121,12	**Vanadin**	
$Sr(NO^3)^2$	210,98	V^2O^5	182,2
SrO	103,16	HVO^3	100,08
$SrSO^4$	183,02	VCl^4	192,68
SrS	119,18		
		Wasser	
		H^2O	17,96
Tellur			
TeO^2	159,92	**Wismuth**	
TeO^3	175,88	$BiCl^3$	316,11
TeH^2	130	$Bi(NO^3)^3 + 5$ aq.	485,47

Tab. 3 (Fortsetzung).

Verbindung	Molec. Gewicht	Verbindung	Molec. Gewicht
Bi^2O^3	467,88	ZnO	80,86
Bi^2S^3	515,94	$ZnSO^4 + 7$ aq.	286,44
BiOCl	261,33	ZnS	96,88
$BiAsO^4$	348,74		
Zink		**Zinn**	
		$SnCl^4$	259,28
$ZnCl^2$	135,64	$SnCl^2 + 2$ aq.	224,46
$ZnCO^3$	124,75	SnO^2	149,72
$Zn(OH)^2$	98,82	H^2SnO^3	167,68
$Zn(NO^3)^2 + 6$ aq.	296,44	SnO	133,76

Anleitung zum Gebrauch der Tafeln.

Die Rechnungen werden durch die Multipla der verschiedenen Factoren erleichtert, indem die Multiplicationen in einfache Additionen umgewandelt werden.

Der erste Factor auf folgender Tafel 0,53279 zeigt an, dass eine gefundene Menge Al^2O^3 mit dieser Zahl multiplizirt die gesuchte Menge Al^2 ergiebt.

Z. B. gefunden 0,3291 gr. Al^2O^3

Man findet bei Al^2O^3 in der Tabelle die zu addirenden Zahlen für

0,3	0,159837	oder für 1		53279
0 02	0,010656		9	479511
0,009	0,004795		2	106558
0,0001	0,000053		3	159837
	0,175341 gr. Al^2			0,175341189 gr. Al^2

Tab. 4. Tabelle zur Berechnung der Analysen.

Gefunden	Gesucht	Factor	2	3	4	5	6	7	8	9
Aluminium										
Al^2O^3	Al^2	0,53279	1,06558	1,59837	2,13116	2,66395	3,19674	3,72953	4,26232	4,79511
Ammonium										
NH^4Cl	NH^3	0,31864	0,63728	0,95592	1,27456	1,59320	1,91184	2,23048	2,54912	2,86776
	NH^4OH	0,65511	1,31022	1,96533	2,62044	3,27555	3,93066	4,58577	5,24088	5,89599
$2NH^4Cl$	$(NH^4)^2O$	0,48660	0,97320	1,45980	1,94640	2,43300	2,91960	3,40620	3,89280	4,37940
$(NH^4)^2SO^4$	$2(NH^3)$	0,25804	0,51608	0,77412	1,03216	1,29020	1,54824	1,80628	2,06432	2,32236
	$2(NH^4OH)$	0,53050	1,06100	1,59150	2,12200	2,65250	3,18300	3,71350	4,24400	4,77450
	$(NH^4)^2O$	0,39427	0,78854	1,18281	1,57708	1,97135	2,36562	2,75989	3,15416	3,54843
$(NH^4)^2PtCl^6$	$2(NH^3)$	0,07685	0,15370	0,23055	0,30740	0,38425	0,46110	0,53795	0,61480	0,69165
	$(NH^4)^2O$	0,11742	0,23484	0,35226	0,46968	0,58710	0,70452	0,82194	0,93936	1,05678
	$2(NH^4HO)$	0,15800	0,31600	0,47400	0,63200	0,79000	0,94800	1,10600	1,26400	1,42200
	$2(NH^4Cl)$	0,24116	0,48232	0,72348	0,96464	1,20580	1,44696	1,68812	1,92928	2,17044
	N^2	0,06329	0,12658	0,18987	0,25316	0,31645	0,37974	0,44303	0,50632	0,56961
Antimon										
Sb^2O^3	Sb^2	0,83600	1,67200	2,50800	3,34400	4,18000	5,01600	5,85200	6,68800	7,52400

Tab. 4 (Fortsetzung).

Gefunden	Gesucht	Factor	2	3	4	5	6	7	8	9
Sb^2O^4	Sb^2	0,79262	1,58524	2,37786	3,17048	3,96310	4,75572	5,54834	6,34096	7,13358
	Sb^2O^3	0,94815	1,89630	2,84445	3,79260	4,74075	5,68890	6,63705	7,58520	8,53335
	Sb^2S^3	1,10428	2,20856	3,31284	4,41712	5,52140	6,62568	7,72996	8,83424	9,93852
	Sb^2O^5	1,05184	2,10368	3,15552	4,20736	5,25920	6,31104	7,36288	8,41472	9,46656
	Sb^2S^5	1,31204	2,62408	3,93612	5,24816	6,56020	7,87224	9,18428	10,49632	11,80836
Sb^2S^3	Sb^2	0,71777	1,43554	2,15331	2,87108	3,58885	4,30662	5,02439	5,74216	6,45993
	Sb^2O^3	0,85862	1,71724	2,57586	3,43448	4,29310	5,15172	6,01034	6,86896	7,72758
	Sb^2O^5	0,95252	1,90504	2,85756	3,81008	4,76260	5,71512	6,66764	7,62016	8,57268
	Sb^2S^5	1,18815	2,37630	3,56445	4,75260	5,94075	7,12890	8,31705	9,50520	10,69335
Sb^2S^5	Sb^2	0,60411	1,20822	1,81233	2,41644	3,02055	3,62466	4,22877	4,83288	5,43699
	Sb^2O^3	0,72018	1,44036	2,16054	2,88072	3,60090	4,32108	5,04126	5,76144	6,48162
	Sb^2O^5	0,80168	1,60336	2,40504	3,20672	4,00840	4,81008	5,61176	6,41344	7,21512
	Sb^2S^3	0,84164	1,68328	2,52492	3,36656	4,20820	5,04984	5,89148	6,73312	7,57476

Arsen

Gefunden	Gesucht	Factor	2	3	4	5	6	7	8	9
As^2O^3	As^2	0,75780	1,51560	2,27340	3,03120	3,78900	4,54680	5,30460	6,06240	6,82020
	As^2O^5	1,16147	2,32294	3,48441	4,64588	5,80735	6,96882	8,13029	9,29176	10,45323
	As^2S^3	1,24312	2,48624	3,72936	4,97248	6,21560	7,45872	8,70184	9,94496	11,18808
	As^2S^5	1,56667	3,13334	4,70001	6,26668	7,83335	9,40002	10,96669	12,53336	14,10003
As^2O^5	As^2	0,65244	1,30488	1,95732	2,60976	3,26220	3,91464	4,56708	5,21952	5,87196

Tab. 4 (Fortsetzung).

Gefunden	Gesucht	Factor	2	3	4	5	6	7	8	9
As²O⁵	As²O³	0,86098	1,72196	2,58294	3,44392	4,30490	5,16588	6,02686	6,88784	7,74882
	As²S³	1,07030	2,14060	3,21090	4,28120	5,35150	6,42180	7,49210	8,56240	9,63270
	As²S⁵	1,34887	2,69774	4,04661	5,39548	6,74435	8,09322	9,44209	10,79096	12,13983
As²S³	As²	0,60960	1,21920	1,82880	2,43840	3,04800	3,65760	4,26720	4,87680	5,48640
	As²O³	0,80443	1,60886	2,41329	3,21772	4,02215	4,82658	5,63101	6,43544	7,23987
	As²O⁵	0,93432	1,86864	2,80296	3,73728	4,67160	5,60592	6,54024	7,47456	8,40888
	As²S⁵	1,26028	2,52056	3,78084	5,04112	6,30140	7,56168	8,82196	10,08224	11,34252
As²S⁵	As²	0,48370	0,96740	1,45110	1,93480	2,41850	2,90220	3,38590	3,86960	4,35330
	As²O³	0,63830	1,27660	1,91490	2,55320	3,19150	3,82980	4,46810	5,10640	5,74470
	As²O⁵	0,74136	1,48272	2,22408	2,96544	3,70680	4,44816	5,18952	5,93088	6,67224
	As²S³	0,79350	1,58700	2,38050	3,17400	3,96750	4,76100	5,55450	6,34800	7,14150
2(MgNH⁴AsO⁴)+H²O	As²	0,39490	0,78980	1,18470	1,57960	1,97450	2,36940	2,76430	3,15920	3,55410
	As²O³	0,52112	1,04224	1,56336	2,08448	2,60560	3,12672	3,64784	4,16869	4,69008
	As²O⁵	0,60526	1,21052	1,81578	2,42104	3,02630	3,63156	4,23682	4,84208	5,44734
	As²S³	0,64755	1,29510	1,94265	2,59020	3,23775	3,88530	4,53285	5,18040	5,82795
	As²S⁵	0,86142	1,72284	2,58426	3,44568	4,30710	5,16852	6,02994	6,89136	7,75278
Mg²As²O⁷	As²	0,48416	0,96832	1,45248	1,93664	2,42080	2,90496	3,38912	3,87328	4,35744
	As²O³	0,63891	1,27782	1,91673	2,55564	3,19455	3,83346	4,47237	5,11128	5,75019

Tab. 4 (Fortsetzung).

Gefunden	Gesucht	Factor	2	3	4	5	6	7	8	9
Mg²As²O⁷	As²O⁵	0,74208	1,48416	2,22624	2,96832	3,71040	4,45248	5,19456	5,93664	6,67872
	As²S³	0,79425	1,58850	2,38275	3,17700	3,97125	4,76550	5,55975	6,35400	7,14825
	As²S⁵	1,00097	2,00194	3,00291	4,00388	5,00485	6,00582	7,00679	8,00776	9,00873
2BiAsO⁴	As²	0,21477	0,42954	0,64431	0,85908	1,07385	1,28862	1,50339	1,71816	1,93293
	As²O³	0,28342	0,56684	0,85026	1,13368	1,41710	1,70052	1,98394	2,26736	2,55078
	As²O⁵	0,32919	0,65838	0,98757	1,31676	1,64595	1,97514	2,30433	2,63352	2,96271
	As²S³	0,35233	0,70466	1,05699	1,40932	1,76165	2,11398	2,46631	2,81864	3,17097
	As²S⁵	0,44403	2,88806	4,33209	5,77612	7,22015	8,66418	10,10821	11,55224	12,99627
6Ag	As	0,11595	0,23190	0,34785	0,46380	0,57975	0,69570	0,81165	0,92760	1,04355
Baryum										
BaSO⁴	BaO	0,65669	1,31338	1,97007	2,62676	3,28345	3,94014	4,59683	2,25352	5,91021
BaCO³	BaO	0,77681	1,55362	2,33043	3,10724	3,88405	4,66086	5,43767	6,21448	6,99129
BaCrO⁴	BaO	0,60370	1,20740	1,81110	2,41480	3,01850	3,62220	4,22590	4,82960	5,43330
BaSiFl⁶	BaO	0,54675	1,09350	1,64025	2,18700	2,73375	3,28050	3,82725	4,37400	4,92075
Blei										
PbO	Pb	0,92822	1,85644	2,78466	3,71288	4,64110	5,56932	6,49754	7,42576	8,35398
	PbS	1,07205	2,14410	3,21615	4,28820	5,36025	6,43230	7,50435	8,57640	9,64845

Tav. 4 (Fortsetzung).

Gefunden	Gesucht	Factor	2	3	4	5	6	7	8	9
PbO	PbSO⁴	1,35915	2,71830	4,07745	5,43660	6,79575	8,15490	9,51405	10,87320	12,23235
PbS	Pb	0,86585	1,73170	2,59755	3,46340	4,32925	5,19510	6,06095	6,92680	7,79265
PbO	PbO	0,93280	1,86560	2,79840	3,73120	4,66400	5,59680	6,52960	7,46240	8,39520
PbCl²	PbSO⁴	1,26781	2,53562	3,80343	5,07124	6,33905	7,60686	8,87467	10,14248	11,41029
PbO	Pb	0,74474	1,48948	2,23422	2,97896	3,72370	4,46844	5,21318	5,95792	6,70266
PbJ²	PbO	0,80235	1,60470	2,40705	3,20940	4,01175	4,81410	5,61645	6,41880	7,22115
PbSO⁴	PbO	0,48396	0,96792	1,45188	1,93584	2,41980	2,90376	3,38772	3,87168	4,35564
	Pb	0,68294	1,36588	2,04882	2,73176	3,41470	4,09764	4,78058	5,46352	6,14646
PbCrO⁴	PbO	0,73575	1,47150	2,20725	2,94300	3,67875	4,41450	5,15025	5,88600	6,62175
	PbS	0,78877	1,57754	2,36631	3,15508	3,94385	4,73262	5,52139	6,31016	7,09893
	Pb	0,63972	1,27944	1,91916	2,55888	3,19860	3,83832	4,47804	5,11776	5,75748
Pb	PbO	0,68920	1,37840	2,06760	2,75680	3,44600	4,13520	4,82440	5,51360	6,20280
	PbS	0,73884	1,47768	2,21652	2,95536	3,69420	4,43304	5,17188	5,91072	6,64956
	PbO	1,07733	2,15466	3,23199	4,30932	5,38665	6,46398	7,54131	8,61864	9,69597
Bor										
B²O³	B²	0,31483	0,62966	0,94449	1,25932	1,57415	1,88898	2,20381	2,51864	2,83347
KBFl⁴	B	0,08700	0,17400	0,26100	0,34800	0,43500	0,52200	0,60900	0,69600	0,78300
2KBFl⁴	B²O³	0,27634	0,55268	0,82902	1,10536	1,38170	1,65804	1,93438	2,21072	2,48706

Tab. 4 (Fortsetzung).

Gefunden	Gesucht	Factor	2	3	4	5	6	7	8	9
Brom										
AgBr	Br	0,42554	0,85108	1,27662	1,70216	2,12770	2,55324	2,97878	3,40432	3,82986
	HBr	0,43088	0,86176	1,29264	1,72352	2,15440	2,58528	3,01616	3,44704	3,87792
2AgBr	Br²O⁵	0,63844	1,27688	1,91532	2,55376	3,19220	3,83064	4,46908	5,10752	5,74596
Cadmium										
CdO	Cd	0,87490	1,74980	2,62470	3,49960	4,37450	5,24940	6,12430	6,99920	7,87410
CdS	Cd	0,77727	1,55454	2,33181	3,10908	3,88635	4,66362	5,44089	6,21816	6,99543
	CdO	0,88843	1,77686	2,66529	3,55372	4,44215	5,33058	6,21901	7,11744	7,99587
CdSO⁴	Cd	0,53804	1,07608	1,61412	2,15216	2,69020	3,22824	3,76628	4,30432	4,84236
	CdO	0,61500	1,23000	1,84500	2,46000	3,07500	3,69000	4,30500	4,92000	5,53500
Calcium										
CaSO⁴	CaO	0,40766	0,81532	1,22298	1,63064	2,03830	2,44596	2,85362	3,26128	3,66894
CaCO³	CaO	0,55600	1,11200	1,66800	2,22400	2,78000	3,33600	3,89200	4,44800	5,00400
Chlor										
AgCl	Cl	0,24729	0,49458	0,74187	0,98916	1,23645	1,48374	1,73103	1,97832	2,22561
	HCl	0,25428	0,50856	0,76284	1,01712	1,27140	1,53568	1,77996	2,03424	2,28852
2AgCl	Cl²O⁵	0,52625	1,05250	1,57875	2,10500	2,63125	3,15750	3,68375	4,21000	4,73625

Tab. 4 (Fortsetzung).

Gefunden	Gesucht	Factor	2	3	4	5	6	7	8	9
Chrom										
Cr^2O^3	Cr^2	0,68640	1,37280	2,05920	2,74560	3,43200	4,11840	4,80480	5,49120	6,17760
	$2CrO^3$	1,31370	2,62740	3,94110	5,25480	6,56850	7,88220	9,19590	10,50960	11,82330
$BaCrO^4$	Cr	0,20708	0,41416	0,62124	0,82832	1,03540	1,24248	1,44956	1,65664	1,86372
$2BaCrO^4$	Cr^2O^3	0,30169	0,60338	0,90507	1,20676	1,50845	1,81014	2,11183	2,41352	2,71521
	$2CrO^3$	0,39630	0,79260	1,18890	1,58520	1,98150	2,37780	2,77410	3,17040	3,56670
$PbCrO^4$	Cr	0,16241	0,32482	0,48723	0,64964	0,81205	0,97446	1,13687	1,29928	1,46169
$2PbCrO^4$	Cr^2O^3	0,23661	0,47322	0,70983	0,94644	1,18305	1,41966	1,65627	1,89288	2,12949
	$2CrO^3$	0,31081	0,62162	0,93243	1,24324	1,55405	1,86486	2,17567	2,48648	2,79729
Eisen										
Fe^2O^3	Fe^2	0,70016	1,40032	2,10048	2,80064	3,50080	4,20096	4,90112	5,60128	6,30144
	$2FeO$	0,90007	1,80014	2,70021	3,60028	4,50035	5,40042	6,30049	7,20056	8,10063
	$2FeS$	1,10070	2,20140	3,30210	4,40280	5,50350	6,60420	7,70490	8,80560	9,90630
FeS	Fe	0,63610	1,27220	1,90830	2,54440	3,18050	3,81660	4,45270	5,08880	5,72490
	FeO	0,81771	1,63542	2,45313	3,27084	4,08855	4,90626	5,72397	6,54168	7,35939
$2FeS$	Fe^2O^3	0,90851	1,81702	2,72553	3,63404	4,54255	5,45106	6,35957	7,26808	8,17659
$Fe^2P^2O^8$	Fe^2	0,37093	0,74186	1,11279	1,48372	1,85465	2,22558	2,59651	2,96744	3,33837
	$2FeO$	0,47685	0,95370	1,43055	1,90740	2,38425	2,86110	3,33795	3,81480	4,29165

Tab. 4 (Fortsetzung).

Gefunden	Gesucht	Factor	2	3	4	5	6	7	8	9
Fe^{2}P^{2}O^8	Fe^{2}O^3	0,52980	1,05960	1,58940	2,11920	2,06490	3,17880	3,70860	4,23840	4,76820
Fluor										
CaFl^2	Fl^2	0,49482	0,98964	1,48446	1,97928	2,47410	2,96892	3,46374	3,95856	4,45338
	2HFl	0,52073	1,04146	1,56219	2,08292	2,60365	3,12438	3,64511	4,16584	4,68657
3CaFl^2	H^{2}SiFl^6	0,62435	1,24870	1,87305	2,49740	3,12175	3,74610	4,37045	4,99480	5,61915
BaSiFl^6	6HFl	0,47443	0,94886	1,42329	1,89772	2,37215	2,84658	3,32101	3,79544	4,26987
	H^{2}SiFl^6	0,56885	1,13770	1,70655	2,27540	2,84425	3,41310	3,98195	4,55080	5,11965
K^{2}SiFl^6	6HFl	0,54649	1,09298	1,63947	2,18596	2,73245	3,27894	3,82543	4,37192	4,91841
	H^{2}SiFl^6	0,65525	1,31050	1,96575	2,62100	3,27625	3,93150	4,58675	5,24200	5,89725
Jod										
J^{2}O^5	J^2	0,76026	1,52052	2,28078	3,04104	3,80130	4,56156	5,32182	6,08208	6,84234
	2HJ	0,76621	1,53242	2,29863	3,06484	3,83105	4,59726	5,36347	6,12968	6,89589
AgJ	J	0,54029	1,08058	1,62087	2,16116	2,70145	3,24174	3,78203	4,32232	4,86261
	HJ	0,54455	1,08910	1,63365	2,17820	2,72275	3,26730	3,81185	4,35640	4,90095
2AgJ	J^{2}O^5	0,71067	1,42134	2,13201	2,84268	3,55335	4,26402	4,97469	5,68536	6,39603
PdJ^2	J^2	0,70439	1,40878	2,11317	2,81756	3,52195	4,22634	4,93073	5,63512	6,33951
	2HJ	0,70996	1,41992	2,12988	2,83984	3,54980	4,25976	4,96972	5,67968	6,38964
	J^{2}O^5	0,92624	1,85248	2,77872	3,70496	4,63120	5,55744	6,48368	7,40992	8,33616

Tab. 4 (Fortsetzung).

Gefunden	Gesucht	Factor	2	3	4	5	6	7	8	9
TlJ	J	0,38327	0,76654	1,14981	1,53308	1,91635	2,29962	2,68289	3,06616	3,44943
	HJ	0,38633	0,77266	1,15899	1,54532	1,93165	2,31798	2,70431	3,09064	3,47697
2TlJ	J^{2}O^5	0,50415	1,00830	1,51245	2,01660	2,52075	3,02490	3,52995	4,03320	4,53735
PbJ^2	J^2	0,55077	1,10154	1,65231	2,20308	2,75385	3,30462	3,85539	4,40616	4,95693
	2HJ	0,55510	1,11020	1,66530	2,22040	2,77550	3,33060	3,88570	4,44080	4,99590
	J^{2}O^5	0,72446	1,44892	2,17338	2,89784	3,62230	4,34676	5,07122	5,79568	6,52014
Kalium										
K^{2}O	K^2	0,83029	1,66058	2,49087	3,32116	4,15145	4,98174	5,81203	6,64232	7,47261
KCl	K	0,52466	1,04932	1,57398	2,09864	2,62330	3,14796	3,67262	4,19728	4,72194
2KCl	K^{2}O	0,63190	1,26380	1,89570	2,52760	3,15950	3,79140	4,42330	5,05520	5,68710
K^{2}SO^4	K^2	0,44900	0,89800	1,34700	1,79600	2,24500	2,69400	3,14300	3,59200	4,04100
	K^{2}O	0,54077	1,08154	1,62231	2,16308	2,70385	3,24462	3,78539	4,32616	4,86693
KNO^3	K	0,38683	0,77366	1,16049	1,54732	1,93415	2,32098	2,70781	3,09464	3,48147
2KNO^3	K^{2}O	0,46586	0,93172	1,39758	1,86344	2,32930	2,79516	3,26102	3,72688	4,19274
K^{2}PtCl^6	K^2	0,16100	0,32200	0,48300	0,64400	0,80500	0,96600	1,12700	1,28800	1,44900
	K^{2}O	0,19403	0,38806	0,58209	0,77612	0,97015	1,16418	1,35821	1,55224	1,74627
	2KCl	0,30704	0,61408	0,92112	1,22816	1,53520	1,84224	2,14928	2,45632	2,76336

Tab. 4 (Fortsetzung).

Gefunden	Gesucht	Factor	2	3	4	5	6	7	8	9
K^2SiF^6	K^2	0,35382	0,70764	1,06146	1,41528	1,76910	2,12292	2,47674	2,83956	3,18438
	K^2O	0,42614	0,85228	1,27842	1,70456	2,13070	2,55684	2,98298	3,40912	3,83526
$KClO^4$	K	0,28237	0,56474	0,84711	1,12948	1,41185	1,69422	1,97659	2,25896	2,54133
	KCl	0,53822	1,07644	1,61466	2,15288	2,69110	3,22932	3,76754	4,30576	4,84398
$2KClO^4$	K^2O	0,34011	0,68022	1,02033	1,36044	1,70055	2,04066	2,38077	2,72088	3,06099
Kobalt										
CoO	Co	0,78595	1,57190	2,35785	3,14380	3,92975	4,71570	5,50165	6,28760	7,07355
$CoSO^4$	Co	0,37947	0,75894	1,13841	1,51788	1,89735	2,27682	2,65629	3,03576	3,41523
	CoO	0,48285	0,96570	1,44855	1,93140	2,41425	2,89710	3,37995	3,86280	4,34565
$Co(NO^2)^3$,	Co	0,12985	0,25970	0,38955	0,51940	0,64925	0,77910	0,90895	1,03880	1,16865
$3KNO^2$	CoO	0,16521	0,33042	0,49563	0,66084	0,82605	0,99126	1,15647	1,32168	1,48689
Kohlenstoff										
CO^2	C	0,27273	0,54546	0,81819	1,09092	1,36365	1,63638	1,90911	2,18184	2,45457
$CaCO^3$	CO^2	0,44401	0,88802	1,33203	1,77604	2,22005	2,66406	3,10807	3,55208	3,99609
$BaCO^3$	CO^2	0,22319	0,44638	0,66957	0,89276	1,11595	1,33914	1,56233	1,78552	2,00871
Kupfer										
CuO	Cu	0,79864	1,59728	2,39592	3,19456	3,99320	4,79184	5,59048	6,38912	7,18776

Tab. 4 (Fortsetzung).

Gefunden	Gesucht	Factor	2	3	4	5	6	7	8	9
Cu²S	Cu²	0,79834	1,59668	2,39502	3,19336	3,99170	4,79004	5,58838	6,38672	7,18506
	2CuO	0,99962	1,99924	2,99886	3,99848	4,99810	5,99772	6,99734	7,99696	8,99658
Lithium										
Li²CO³	Li²O	0,40571	0,81142	1,21713	1,62284	2,02855	2,43426	2,83997	3,24568	3,65139
2LiCl	Li²O	0,35367	0,70734	1,06101	1,41468	1,76835	2,12202	2,47569	2,82936	3,18303
Li²SO⁴	Li²O	0,27285	0,54570	0,81855	1,09140	1,36425	1,63710	1,90995	2,18280	2,45565
2Li³PO⁴	3Li²O	0,38824	0,77648	1,16472	1,55296	1,94120	2,32944	2,71768	3,10592	3,49416
Magnesium										
MgO	Mg	0,60000	1,20000	1,80000	2,40000	3,00000	3,60000	4,20000	4,80000	5,40000
Mg²P²O⁷	Mg²	0,21614	0,43228	0,64842	0,86456	1,08070	1,29684	1,51298	1,72912	1,94526
	2MgO	0,36024	0,72048	1,08072	1,44096	1,80120	2,16144	2,52168	2,88192	3,24216
MgSO⁴	Mg	0,19990	0,39980	0,59970	0,79960	0,99950	1,19940	1,39930	1,59920	1,79910
	MgO	0,33317	0,66634	0,99951	1,33268	1,66585	1,99902	2,33219	2,66536	2,99853
Mangan										
MnO	Mn	0,77445	1,54890	2,32335	3,09780	3,87225	4,64670	5,42115	6,19560	6,97005
Mn²O³	Mn²	0,69596	1,39192	2,08788	2,78384	3,47980	4,17576	4,87172	5,56768	6,26364
	2MnO	0,89929	1,79858	2,69787	3,59716	4,49645	5,39574	6,29503	7,19432	8,09361
Mn³O⁴	3Mn	0,72030	1,44060	2,16090	2,88120	3,60150	4,32180	5,04210	5,76240	6,48270

Tab. 4. (Fortsetzung).

Gefunden	Gesucht	Factor	2	3	4	5	6	7	8	9
Mn^3O^4	3MnO	0,93007	1,86014	2,79021	3,72028	4,65035	5,58042	6,51049	7,44056	8,37063
MnS	Mn	0,63149	1,26298	1,89447	2,52596	3,15745	3,78894	4,42043	5,05192	5,68341
	MnO	0,81600	1,63200	2,44800	3,26400	4,08000	4,89600	5,71200	6,52800	7,34400
$MnSO^4$	Mn	0,36383	0,72766	1,09149	1,45532	1,81915	2,18298	2,54681	2,91064	3,27447
	MnO	0,46980	0,93960	1,40940	1,87920	2,34900	2,81880	3,28860	3,75840	4,22820
Molybdän										
MoS^3	Mo	0,49964	0,99928	1,49892	1,99856	2,49820	2,99784	3,49748	3,99712	4,49676
MoO^2	Mo	0,75009	1,50018	2,25027	3,00036	3,75045	4,50054	5,25063	6,00072	6,75081
Natrium										
Na^2O	Na^2	0,74233	1,48466	2,22699	2,96932	3,71165	4,45398	5,19631	5,93864	6,68097
2NaCl	Na^2	0,39393	0,78786	1,18179	1,57572	1,96965	2,36358	2,75751	3,15144	3,54537
	Na^2O	0,53067	1,06134	1,59210	2,12268	2,65335	3,18402	3,71469	4,24536	4,77603
Na^2SO^4	Na^2	0,32426	0,64852	0,97278	1,29704	1,62130	1,94556	2,26982	2,59408	2,91834
	Na^2O	0,43681	0,87362	1,31043	1,74724	2,18405	2,62086	3,05767	3,49448	3,93129
Na^2CO^3	Na^2	0,43447	0,86894	1,30341	1,73788	2,17235	2,60682	3,04129	3,47576	3,91023
	Na^2O	0,58528	1,17056	1,75584	2,34112	2,92640	3,51168	4,09696	4,68224	5,26752

Tab. 4 (Fortsetzung.)

Gefunden	Gesucht	Factor	2	3	4	5	6	7	8	9
Nickel										
NiO	Ni	0,78595	1,57190	2,35785	3,14380	3,92975	4,71570	5,50165	6,28760	7,07355
NiSO^4	Ni	0,37949	0,75898	1,13847	1,51796	1,89745	2,27694	2,65643	3,03592	3,41541
	NiO	0,48284	0,96568	1,44852	1,93136	2,41420	2,89704	3,37988	3,86272	4,34556
Palladium										
PdJ^2	Pd	0,29552	0,59104	0,88656	1,18208	1,47760	1,77312	2,06864	2,36416	2,65968
Phosphor										
P^{2}O^5	P^2	0,43692	0,87384	1,31076	1,74768	2,18460	2,62152	3,05844	3,49536	3,93228
Mg^{2}P^{2}O^7	P^2	0,27953	0,55906	0,83859	1,11812	1,39765	1,67718	1,95671	2,23624	2,51577
	P^{2}O^5	0,63977	1,27954	1,91931	2,55908	3,19885	3,83862	4,47839	5,11816	5,75793
Fe^{2}P^{2}O^8	P^2	0,20544	0,41088	0,61632	0,82176	1,02720	1,23264	1,43808	1,64352	1,84896
	P^{2}O^5	0,47021	0,94042	1,41063	1,88084	2,35105	2,82126	3,29147	3,76168	4,23189
2Ag^{3}PO^4	P^2	0,07411	0,14822	0,22233	0,29644	0,37055	0,44466	0,51877	0,59288	0,66699
	P^{2}O^5	0,16961	0,33922	0,50883	0,67844	0,84805	1,01766	1,18727	1,35688	1,52649
Ag^{4}P^{2}O^7	P^2	0,10247	0,20494	0,30741	0,40988	0,51235	0,61482	0,71729	0,81976	0,92223
	P^{2}O^5	0,23453	0,46906	0,70359	0,93812	1,17265	1,40718	1,64171	1,87624	2,12077

ab. 4 (Fortsetzung).

Gefunden	Gesucht	Factor	2	3	4	5	6	7	8	9
$U^4P^2O^{11}$	P^2	0,08630	0,17260	0,25890	0,34520	0,43150	0,51780	0,60410	0,69040	0,77670
	P^2O^5	0,19752	0,39504	0,59256	0,79008	0,98760	1,18512	1,38264	1,58016	1,77768
Platin										
$(NH^4)^2PtCl^6$	Pt	0,43926	0,87852	1,31778	1,75704	2,19630	2,63556	3,07482	3,51408	3,95334
	$PtCl^4$	0,75885	1,51770	2,27655	3,03540	3,79425	4,55310	5,31195	6,07080	6,82965
K^2PtCl^6	Pt	0,40117	0,80234	1,20351	1,60468	2,00585	2,40702	2,80819	3,20936	3,61053
	$PtCl^4$	0,69766	1,39532	2,09298	2,79064	3,48830	4,18596	4,88362	5,58128	6,27894
Quecksilber										
Hg^2O	2Hg	0,96159	1,92318	2,88477	3,84636	4,80795	5,76954	6,73113	7,69272	8,65431
	$2HgO$	1,03841	2,07682	3,11523	4,15364	5,19205	6,23046	7,26887	8,30728	9,34569
	$2HgS$	1,11551	2,23102	3,34653	4,46204	5,57755	6,69306	7,80857	8,92408	10,03959
	Hg^2Cl^2	1,15590	2,31180	3,46770	4,62360	5,77950	6,93540	8,09130	9,24720	10,40310
HgO	Hg	0,92608	1,85216	2,77824	3,70432	4,63040	5,55648	6,48256	7,40864	8,33472
	HgS	1,07425	2,14850	3,22275	4,29700	5,37125	6,44550	7,51975	8,59400	9,66825
2HgO	Hg^2O	0,96304	1,92608	2,88912	3,85216	4,81520	5,77824	6,74128	7,70432	8,66736
Hg^2Cl^2	Hg^2	0,84960	1,69920	2,54880	3,39840	4,24800	5,09760	5,94720	6,79680	7,64640
	$2HgS$	0,98558	1,97116	2,95674	3,94232	4,92790	5,91348	6,89906	7,88464	8,87022

Tab. 4 (Fortsetzung).

Gefunden	Gesucht	Factor	2	3	4	5	6	7	8	9
Hg^2Cl^2	Hg^2O	0,88354	1,76708	2,65062	3,53416	4,41770	5,30124	6,18478	7,06832	7,95186
	$2HgO$	0,91749	1,83498	2,75247	3,66996	4,58745	5,50494	6,42243	7,33992	8,25741
HgS	HgO	0,93088	1,86176	2,79264	3,72352	4,65440	5,58528	6,51616	7,44704	8,37792
	Hg	0,86224	1,72448	2,58672	3,44896	4,31120	5,17344	6,03568	6,89792	7,76016
Schwefel										
$BaSO^4$	S	0,13748	0,27496	0,41244	0,54992	0,68740	0,82488	0,96236	1,09984	1,23732
	SO^3	0,34339	0,68678	1,03017	1,37356	1,71695	2,06034	2,40373	2,74712	3,09051
	H^2SO^4	0,42137	0,84274	1,26411	1,68548	2,10685	2,52822	2,94959	3,37096	3,79233
	SO^2	0,27470	0,54940	0,82410	1,09880	1,37350	1,64820	1,92290	2,19760	2,47230
	H^2S	0,14612	0,29224	0,43836	0,58448	0,73060	0,87672	1,02284	1,16896	1,31508
As^2S^3	$3S$	0,39045	0,78090	1,17135	1,56180	1,95225	2,34270	2,73315	3,12360	3,51405
	$3H^2S$	0,41487	0,82974	1,24461	1,65948	2,07435	2,48922	2,90409	3,31896	3,73383
Silber										
$AgCl$	Ag	0,75271	1,50542	2,25813	3,01084	3,76355	4,51626	5,26897	6,02168	6,77439
$2AgCl$	Ag^2O	0,80851	1,61702	2,42553	3,23404	4,04255	4,85106	5,65957	6,46808	7,27659
$AgBr$	Ag	0,57451	1,14902	1,72353	2,29804	2,87255	3,44706	4,02157	4,59608	5,17059
$2AgBr$	Ag^2O	0,61780	1,23560	1,85340	2,47120	3,08900	3,70680	4,32460	4,94240	5,56020
AgJ	Ag	0,45971	0,91942	1,37913	1,83884	2,29855	2,75826	3,21797	3,67768	4,13739

Tab. 4 (Fortsetzung).

Gefunden	Gesucht	Factor	2	3	4	5	6	7	8	9
2AgJ	Ag^2O	0,49379	0,98758	1,48137	1,97516	2,46895	2,96274	3,45653	3,95032	4,44411
$2Ag^3PO^4$	6Ag	0,77307	1,54614	2,31921	3,09228	3,86535	4,63842	5,41149	6,18456	6,95763
	$3Ag^2O$	0,83027	1,66054	2,49081	3,32108	4,15135	4,98162	5,81189	6,64216	7,47243
$Ag^4P^2O^7$	4Ag	0,71265	1,42530	2,13795	2,85060	3,56325	4,27590	4,98855	5,70120	6,41385
	$2Ag^2O$	0,76546	1,52092	2,29638	3,06184	3,82730	4,59276	5,35822	6,12368	6,88914
AgCN	Ag	0,80559	1,61118	2,41677	3,22236	4,02795	4,83354	5,63913	6,44472	7,25031
2AgCN	Ag^2O	0,86530	1,73060	2,59590	3,46120	4,32650	5,19180	6,05710	6,92240	7,78770
Ag^2O	Ag^2	0,93100	1,86200	2,79300	3,72400	4,65500	5,58600	6,51790	7,44800	8,37900
6Ag	As	0,11595	0,23190	0,34785	0,46380	0,57975	0,69570	0,81165	0,92760	1,04355

Silicium

Gefunden	Gesucht	Factor	2	3	4	5	6	7	8	9
SiO^2	Si	0,46733	0,93466	1,40199	1,86932	2,33665	2,80398	3,27131	3,73864	4,20597
$SiFl^4$	SiO^2	0,57300	1,14600	1,71900	2,29200	2,86500	3,43800	4,01100	4,58400	5,15700
K^2SiFl^6	H^2SiFl^6	0,65525	1,31050	1,96575	2,62100	3,27625	3,93150	4,58675	5,24200	5,89725
	Si	0,12688	0,25376	0,38064	0,50752	0,63440	0,76128	0,88816	1,01504	1,14192
	SiO^2	0,27153	0,54306	0,81459	1,08612	1,35765	1,62918	1,90071	2,17224	2,44377
$BaSiFl^6$	SiO^2	0,23572	0,47144	0,70716	0,94288	1,17860	1,41432	1,65004	1,88576	2,12148
	H^2SiFl^6	0,56885	1,13770	1,70655	2,27540	2,84425	3,41310	3,98195	4,55080	5,11965

Tab. 4 (Fortsetzung).

Gefunden	Gesucht	Factor	2	3	4	5	6	7	8	9
Stickstoff										
$(NH^4)^2PtCl^6$	N^2	0,06330	0,12660	0,18990	0,25320	0,31650	0,37980	0,44310	0,50640	0,56970
Pt	N^2	0,14409	0,28818	0,43227	0,57636	0,72045	0,86454	1,00863	1,15272	1,29681
$BaSO^4$	N^2O^5	0,46350	0,92700	1,39050	1,85400	2,31750	2,78100	3,24450	3,70800	4,17150
AgCN	CN	0,19434	0,38868	0,58302	0,77736	0,97170	1,16604	1,36038	1,55472	1,74906
HCN	HCN	0,20188	0,40376	0,60564	0,80752	1,00940	1,21128	1,41316	1,61504	1,81692
Strontium										
$SrSO^4$	SrO	0,56366	1,12732	1,69098	2,25464	2,81830	3,38196	3,94562	4,50928	5,07294
$SrCO^3$	SrO	0,70153	1,40306	2,10459	2,80612	3,50765	4,20918	4,91071	5,61224	6,31377
Thallium										
TlJ	Tl	0,61667	1,23334	1,85001	2,46668	3,08335	3,70002	4,31669	4,93336	5,55003
2TlJ	Tl^2O	0,64090	1,28180	1,92270	2,56360	3,20450	3,84540	4,48630	5,12720	5,76810
Tl^2PtCl^6	Tl^2	0,50033	1,00066	1,50099	2,00132	2,50165	3,00198	3,50231	4,00264	4,50297
	Tl^2O	0,51993	1,03986	1,55979	2,07972	2,59965	3,11958	3,63951	4,15944	4,67937
Titan										
TiO^2	Ti	0,75047	1,50094	2,25141	3,00188	3,75235	4,50282	5,25329	6,00376	6,75423
Uran										
UO^2	U	0,88261	1,76522	2,64783	3,53044	4,41305	5,29566	6,17827	7,06088	7,94349

Tab. 4 (Fortsetzung).

Gefunden	Gesucht	Factor	2	3	4	5	6	7	8	9
U_3O_8	$3U$	0,84938	1,69876	2,54814	3,39752	4,24690	5,09628	5,94566	6,79504	7,64442
$U^2P^2O^{11}$	U^2	0,66901	1,33802	2,00703	2,67604	3,31505	4,01406	4,68307	5,35208	6,02109
	$2(UO^2)$	0,75800	1,51600	2,27400	3,03200	3,79000	4,54800	5,30600	6,06400	6,82200
Vanadium										
Vd^2O^5	Vd^2	0,56202	1,12404	1,68606	2,24808	2,81010	3,37212	3,93414	4,49616	5,05818
Wasserstoff										
H^2O	H^2	0,11136	0,22272	0,33408	0,44544	0,55680	0,66816	0,77952	0,89088	1,00224
Wismuth										
Bi^2O^3	Bi^2	0,89767	1,79534	2,69301	3,59068	4,48835	5,38602	6,28369	7,18136	8,07903
Bi^2S^3	Bi^2	0,81405	1,62810	2,44215	3,25620	4,07025	4,88430	5,69835	6,51240	7,32645
Bi^2O^3	Bi^2O^3	0,90687	1,81374	2,72061	3,62748	4,53435	5,44122	6,34809	7,25496	8,16183
$BiOCl$	Bi	0,80358	1,60716	2,41074	3,21432	4,01790	4,82148	5,62506	6,42864	7,23222
$2BiOCl$	Bi^2O^3	0,89519	1,79038	2,68557	3,58076	4,47595	5,37114	6,26633	7,16152	8,05671
Bi^2S^3	Bi^2S^3	0,98714	1,97428	2,96142	3,94856	4,93570	5,92284	6,90998	7,89712	8,88426
$BiAsO^4$	Bi	0,60218	1,20436	1,80654	2,40872	3,01090	3,61308	4,21526	4,81744	5,41962
$BiAsO^4$	Bi^2O^3	0,67082	1,34164	2,01246	2,68328	3,35410	4,02492	4,69574	5,36656	6,03738
$2BiAsO^4$	Bi^2S^3	0,73972	1,47944	2,21916	2,95888	3,69860	4,43832	5,17804	5,91776	6,65748

Tab. 4 (Fortsetzung).

Gefunden	Gesucht	Factor	2	3	4	5	6	7	8	9
Wolfram										
WoO_3	Wo	0,79351	1,58702	2,38053	3,17404	3,96755	4,76106	5,55457	6,34808	7,14159
Zink										
ZnO	Zn	0,80263	1,60526	2,40789	3,21052	4,01315	4,81578	5,61841	6,42104	7,22367
ZnS	Zn	0,66990	1,33980	2,00970	2,67960	3,34950	4,01940	4,68930	5,35920	6,02910
ZnO		0,83467	1,66934	2,50401	3,33868	4,17335	5,00802	5,84269	6,67736	7,51203
Zinn										
SnO_2	Sn	0,78680	1,57360	2,36040	3,14720	3,93400	4,72080	5,50760	6,29440	7,08120
Zirkonium										
ZrO_2	Zr	0,73820	1,47640	2,21460	2,95280	3,69100	4,42920	5,16740	5,99560	6,64380

Berechnung von Wasser-Analysen.

Das vorhandene Chlor wird zunächst an Natrium gebunden, die Schwefelsäure an Kali und hierauf noch etwaig vorhandenes Chlor an Kali, Kalk und Magnesia. Ist die Menge des Chlors und der Schwefelsäure nur gering und für Kali und Natron nicht ausreichend, so werden sie gleichfalls wie Kalk und Magnesia in Carbonate übergeführt.

Ist Chlor nur in geringer Menge, Schwefelsäure dagegen vorwiegend vorhanden, so wird die vom Kali restirende Menge Schwefelsäure auf Natron, Kalk und Magnesia bezogen, nachdem das Chlor als Chlornatrium in Abzug gebracht ist.

Salpetersäure wird beim Vorhandensein von Ammoniak als salpetersaures Ammon, im anderen Falle als salpetersaures Kali, Natron etc., berechnet. Spuren Phosphorsäure sind in Verbindung mit Kalk als phosphorsaurer Kalk anzusehen.

In 200 gr Wasser waren enthalten: 0,1760 gr. feste Bestandtheile, und zwar:
0,020 gr organische Bestandtheile, und
0,1560 gr anorganische Bestandtheile.

Gefunden:

$Na^2SO^4 = 0,07323$ gr $Fe^2O^3 = 0,0026$ gr
$K^2SO^4 = 0,00767$ „ $SiO^2 = 0,0032$ „
$CaO = 0,0342$ „ $SO^3 = 0,01774$ „
$MgO = 0,00643$ „ $Cl = 0,02262$ „

1. Das Chlor an Natrium gebunden
Factor $Cl : NaCl = 2,0045$
$$2,0045 \times 0,02262 = 0,0453 \text{ gr } Na^2SO^4$$
0,0453 gr Na^2SO^4 übergeführt in NaCl
Factor $Na^2SO^4 : NaCl = 0,82313$
$$0,82313 \times 0,0453 = \underline{0,03729 \text{ gr NaCl.}}$$

2. Da SO^3 im Ueberschuss ist, so ist sämmtliches K^2O
als K^2SO^4 vorhanden. Die zur Bildung nöthige $= \underline{0,0077 \text{ gr } K^2SO^4}$
SO^3 giebt der Factor $K^2SO^4 : SO^3 = 0,45923$ an
$$0,45923 \times 0,0077 = 0,00353 \text{ gr } SO^3.$$

3. Gefundene Menge SO^3 $= 0,01777$ gr.
   an Kali gebunden $= 0,00353$ „
   an Natron zu binden $= 0,01424$ gr.
   Factor $SO^3 : Na^2SO^4 = 1,77561$
   $1,77561 \times 0,01424 = \underline{0,02528 \text{ gr } Na^2SO^4}$

4. Vom Natron, in der Analyse gefunden als Na^2SO^4, ist demnach verbraucht:
   als NaCl 0,0453 gr Na^2SO^4
   als Na^2SO^4 0,02528 gr „
   Summa 0,07058 gr Na^2SO^4.

Gefunden 0,07323 gr Na^2SO^4; Rest $= 0,00265$ gr Na^2SO^4.
Diese 0,00265 gr Na^2SO^4 sind in Na^2CO^3 überzuführen.
   $Na^2SO^4 : Na^2CO^3 = 0,74634$
   $0,74634 \times 0,00265 = \underline{0,002 \text{ gr } Na^2CO^3.}$

5. CaO als $CaCO^3$ berechnet
   $CaO : CaCO^3 = 1,79858$
   $1,79858 \times 0,03421 = \underline{0,06153 \text{ gr } CaCO^3.}$

6. MgO als $MgCO^3$ berechnet
   $MgO : MgCO^3 = 2,10000$
   $2,10000 \times 0,00643 = \underline{0,0135 \text{ gr } MgCO^3.}$

Resultat

in 200 cbm Wasser.		in 100,000 cbm Wasser.	
K^2SO^4	$= 0,00770$ gr	K^2SO^4	$= 3,850$ gr
Na^2SO^4	$= 0,02528$ „	Na^2SO^4	$= 12,640$ „
NaCl	$= 0,03729$ „	NaCl	$= 18,645$ „
Na^2CO^3	$= 0,00200$ „	Na^2CO^3	$= 1,000$ „
$CaCO^3$	$= 0,06153$ „	$CaCO^3$	$= 30,765$ „
$MgCO^3$	$= 0,01350$ „	$MgCO^3$	$= 6,750$ „
SiO^2	$= 0,00316$ „	SiO^2	$= 1,580$ „
Fe^2O^3	$= 0,00266$ „	Fe^2O^3	$= 1,330$ „
Summa 0,15312 gr		Summa 76,560 gr	

Tab. 5. Tabelle zur Berechnung von Wasser-Analysen.

Gefunden	Gesucht	Factor	2	3	4	5	6	7	8	9
Pt	K^2SO^4	0,84927	1,69854	2,54781	3,39708	4,24635	5,09562	5,94489	6,79416	7,64343
K^2PtCl^6	K^2SO^4	0,35875	0,71750	1,07625	1,43500	1,79375	2,15250	2,51125	2,87000	3,22875
Cl	Na^2SO^4	2,00450	4,00900	6,01350	8,01800	10,02250	12,02700	14,03150	16,03600	18,04050
	CaO	0,77693	1,55386	2,33079	3,10772	3,88465	4,66158	5,43851	6,21544	6,99237
	MgO	0,56404	1,12808	1,69212	2,25616	2,82020	3,38424	3,94828	4,51232	5,07636
Na^2SO^4	NaCl	0,82313	1,64626	2,46939	3,29252	4,11565	4,93878	5,76191	6,58504	7,40817
	Na^2CO^3	0,74634	1,49268	2,23902	2,98536	3,73170	4,47804	5,22438	5,97072	6,71706
	$HNaCO^3$	1,18251	2,36502	3,54753	4,73004	5,91255	7,09506	8,27757	9,46008	10,64259
	$NaNO^3$	1,19718	2,39436	3,59154	4,78872	5,98590	7,18308	8,38026	9,57744	10,77462
	Na^2O	0,43681	0,87362	1,31043	1,74724	2,18405	2,62086	3,05767	3,49448	3,93129
	K^2SO^4	1,22638	2,45276	3,67914	4,90552	6,13190	7,35828	8,58466	9,81104	11,03742
	SO^3	0,56319	1,12638	1,68957	2,25276	2,81595	3,37914	3,94233	4,50552	5,06871
K^2SO^4	KCl	0,85577	1,71154	2,56731	3,42308	4,27885	5,13462	5,99039	6,84616	7,70193
	K^2CO^3	0,79316	1,58632	2,37948	3,17264	3,96580	4,75896	5,55212	6,34528	7,13844
	$HKCO^3$	1,14882	2,29764	3,44646	4,59528	5,74410	6,89292	8,04174	9,19056	10,33938
	KNO^3	1,16078	2,32156	3,48234	4,64312	5,80390	6,96468	8,12546	9,28624	10,44702
	K^2O	0,54077	1,08154	1,62231	2,16308	2,70385	3,24462	3,78539	4,32616	4,86693
	SO^3	0,45923	0,91846	1,37769	1,83692	2,29615	2,75538	3,21461	3,67384	4,13307
	Cl	0,40679	0,81358	1,22037	1,62716	2,03395	2,44074	2,84753	3,25432	3,66111
CaO	$CaCO^3$	1,79858	3,59716	5,39574	7,19432	8,99290	10,79148	12,59006	14,38864	16,18722

Tab. 5 (Fortsetzung).

Gefunden	Gesucht	Factor	2	3	4	5	6	7	8	9
CaO	H²CaC²O⁶	2,92395	5,84790	8,77185	11,69580	14,61975	17,54370	20,46765	23,39160	26,31555
	SO³	1,45306	2,90612	4,35918	5,81224	7,26530	8,71836	10,17142	11,62448	13,07754
	Cl	1,28712	2,57424	3,86136	5,14848	6,43560	7,72272	9,00984	10,29696	11,58408
MgO	MgCO³	2,10000	4,20000	6,30000	8,40000	10,50000	12,60000	14,70000	16,80000	18,90000
	H²MgC²O⁶	3,65013	7,30026	10,95039	14,60052	18,25065	21,90078	25,55091	29,20104	32,85117
	SO³	2,00151	4,00302	6,00453	8,00604	10,00755	12,00906	14,01057	16,01208	18,01359
	Cl	1,77293	3,54586	5,31879	7,09172	8,86465	10,63758	12,41051	14,18344	15,95637
Fe²O³	H²FeC²O⁶	2,22445	4,44890	6,67335	8,89780	11,12225	13,34670	15,57115	17,79560	20,02005
SO³	K²SO⁴	2,17756	4,35512	6,53268	8,71024	10,88780	13,06536	15,24292	17,42048	19,59804
	Na²SO⁴	1,77561	3,55122	5,32683	7,10244	8,87805	10,65366	12,42927	14,20488	15,98049
	CaO	0,68821	1,37642	2,06463	2,75284	3,44105	4,12926	4,81747	5,50568	6,19389
	MgO	0,49963	0,99926	1,49889	1,99852	2,49815	2,99778	3,49741	3,99704	4,49667
N²	K²SO⁴	6,20628	12,41256	18,61884	24,82512	31,03140	37,23768	43,44396	49,65024	55,85652
	Na²SO⁴	5,06067	10,12134	15,18201	20,24268	25,30335	30,36402	35,42469	40,48536	45,54603
	NH⁴NO³	5,70307	11,40614	17,10921	22,81228	28,51535	34,21842	39,92149	45,62456	51,32763
P²O⁵	Ca³(PO⁴)²	2,16334	4,32668	6,49002	8,65336	10,81670	12,98004	15,14338	17,30672	19,47006

Indirecte Bestimmung von Kali und Natron.

K = K²SO⁴.
Na = Na²SO⁴.
S = Sulfate.
s = SO³.

$$Na = \frac{s - 0{,}45923\, S}{0{,}10396}.$$

K = S − Na.

Tab. 6.

Volumetrie.
Tabelle zur Berechnung der Analysen.

Gefunden	Gesucht	Factor	Gefunden	Gesucht	Factor
Alkalimetrie			HCl	HNaO	1,09843
H^2SO^4	NH^3	0,34778		Na^2CO^3	1,45490
	NH^4Cl	1,09140		$HNaCO^3$	2,30522
	K^2O	0,96136	HKO	$C^2H^4O^2$	1,06210
	HKO	1,15232		$C^2H^2O^4 + 2$ aq.	1,11515
	K^2CO^3	1,41004		HCl	0,64532
	$HKCO^3$	2,04232		HNO^3	1,11586
	Na^2O	0,63320		H^2SO^4	0,86781
	HNaO	0,81680		SO^3	0,70848
	Na^2CO^3	1,08189		$C^4H^6O^6$	1,32737
	$HNaCO^3$	1,81640		$C^4H^5O^6K$	3,33300
HCl	NH^3	0,46770		$K^2Cr^2O^7$ *)	2,61356
	NH^4Cl	1,46770	K^2O	$K^2Cr^2O^7$ *)	3,13271
	CaO	0,75557	$K^2Cr^2O^7$	HKO *)	0,38262
	$CaCO^3$	1,35895		K^2O *)	0,31921
	K^2O	1,29281	HNaO	$C^2H^4O^2$	1,49838
	HKO	1,54963		$C^2H^2O^4 + 2$ aq.	1,15732
	K^2CO^3	1,89620		HCl	0,91039
	$HKCO^3$	2,74650		HNO^3	1,57422
	MgO	0,54853		H^2SO^4	1,22428
	$MgCO^3$	1,15190		SO^3	0,99950
	Na^2O	0,85180		$C^4H^6O^6$	1,87284

*) Neue Methode vom Verfasser (Fresenius. Zeitschr. 1882. II. Heft.)

Tab. 6 (Fortsetzung).

Gefunden	Gesucht	Factor	Gefunden	Gesucht	Factor
Oxydometrie			Fe	MnO^2	0,77567
Fe	$KMnO^4$	0,56415		Mn^2O^7	0,39592
$(FeSO^4)(NH^4)^2SO^4 + 6$ aq.	$KMnO^4$	0,08059		$KMnO^4$	0,56415
$C^2O^3 + 3$ aq.	$KMnO^4$	0,50177		MoO^3	0,90281
$KMnO^4$	Fe	1,77256		N^2O^3	0,33944
	FeO	2,27866		N^2O^5	0,32111
	Fe^2O^3	2,53171		KNO^3	0,60185
Fe	Bi	1,25224		$NaNO^3$	0,50615
	CaO	0,49159		Pb aus oxalsaurem Blei	1,84615
	$CaCO^3$	0,88417		S	0,28604
	C^2O^3	0,64239		H^2S	0,30233
	$C^2O^3 + 3$ aq.	1,12436		Zn	0,58050
	Cd	0,99821		ZnO	0,72326
	Cl	0,63274	$K^2Cr^2O^7$	Fe	1,13849
	Cl^2O^5	0,22442		FeO	1,46354
	$KClO^3$	0,36461	Fe	$K^2Cr^2O^7$	0,87836
	Cr^2O^3	0,91044		CrO^3	0,59797
	CrO^3	0,59797		$PbCrO^4$	1,92391
	$K^2Cr^2O^7$	0,87835	$Na^2S^2O^3$	Br^2O^5	0,08054
	Cu durch Zn gefällt	0,56619		Cl	0,14284
	Cu aus Cu^2O	1,13238		Cl^2O^5	0,05066
	$K^4Fe(CN)^6 + 3$ aq.	7,45240		$KClO^3$	0,24692
	$K^6Fe^2(CN)^{12}$	11,76744		Fe	0,32259
	Hg	3,57424		FeO	0,29020
	HgCl	4,83971		Fe^2O^3	0,32243
	MnO	0,63291		H^2S	0,13723
				J	0,51098

Tab. 6 (Fortsetzung).

Gefunden	Gesucht	Factor	Gefunden	Gesucht	Factor
$Na^2S^2O^3$	J^2O^5	0,11202	NaCl	Ag	1,84476
	KJ	0,66865		$AgNO^3$	2,91210
	MnO^2	0,17511		Hg^2O	3,56031
	N^2O^5	0,07257	K^4FeCy^6	Zn	0,15395
	SO^2	0,12903	Zn	H^2S	0,52357
Chlorometrie				Na^2S	1,20123
As^2O^3	Cl	0,71570		K^2S	1,69584
	H^2S	0,51597	Pb	$(NH^4)^2S$	1,04777
	Br	1,61372		SO^3	0,38692
	J	2,56030		H^2SO^4	0,47393
J	As^2O^3	0,39068		K^2SO^4	0,84254
Fällungsanalysen				Na^2SO^4	0,68700
$AgNO^3$	CN	0,30646	$BaCl^2$	SO^3	0,38480
	HCN	0,31226		H^2SO^4	0,83781
	KCN	0,76685		K^2SO^4	0,68324
	Cl	0,28611		Na^2SO^4	0,68324
	HCl	0,43887	K^2SO^4	Pb	1,18690
	NaCl	0,34420		PbO	1,27867
	K^2CrO^4 *)	0,57274	K^2CrO^4	Pb	1,06216
	$K^2Cr^2O^7$ **)	0,43416		PbO	1,14430
			$HgCl^2$	KJ	2,44799

*) Methode vom Verfasser. Chem. Ztg. V. 851.
**) Chem. Ztg. V. 951.

Tabellen zur organischen Analyse.

Kohlenstoffbestimmung $\dfrac{\text{Gefundene CO}^2 \times 27{,}273}{\text{Angewandte Substanz}}$ = Gesuchten % C.

Wasserstoffbestimmung $\dfrac{\text{Gefundenes H}^2\text{O} \times 11{,}136}{\text{Angewandte Substanz}}$ = Gesuchten % H.

Chlorbestimmung $\dfrac{\text{Gefundenes AgCl} \times 24{,}729}{\text{Angewandte Substanz}}$ = Gesuchten % Cl.

Brombestimmung $\dfrac{\text{Gefundenes AgBr} \times 42{,}553}{\text{Angewandte Substanz}}$ = Gesuchten % Br.

Jodbestimmung $\dfrac{\text{Gefundenes AgJ} \times 54{,}029}{\text{Angewandte Substanz}}$ = Gesuchten % J.

Schwefelbestimmung $\dfrac{\text{Gefundenes BaSO}^4 \times 13{,}748}{\text{Angewandte Substanz}}$ = Gesuchten % S.

Phosphorbestimmung $\dfrac{\text{Gefundenes Mg}^2\text{P}^2\text{O}^7 \times 27{,}953}{\text{Angewandte Substanz}}$ = Gesuchten % P.

Stickstoffbestimmung $\dfrac{\text{Gefundenes (NH}^4)^2\text{PtCl}^6 \times 6{,}330}{\text{Angewandte Substanz}}$ = Gesuchten % N

Stickstoffbestimmung $\dfrac{\text{Gefundenes Platin} \times 14{,}409}{\text{Angewandte Substanz}}$ = Gesuchten % N.

Bestimmung des Stickstoffs durch H²SO⁴ oder AgNO³.

1. a) $\dfrac{\text{Gefundene ccm Normalschwefelsäure} \times 1{,}401}{\text{Angewandte Substanz}}$ = Gesuchten % N.

Normalschwefelsäure = 48,91 H²SO⁴ im l.

1. b) $\dfrac{\text{Gefundene ccm Schwefelsäure} \times 0{,}28644}{\text{Angewandte Substanz}}$ = Gesuchten % N.

2. a) $$\frac{\text{Gefundene ccm } \tfrac{1}{10} \text{ Normalsilberlösung} \times 0{,}1401}{\text{Angewandte Substanz}} = \text{Gesuchten \% N.}$$

$\tfrac{1}{10}$ Normalsilberlösung = 16,964 AgNO^3 im l.

2. b) $$\frac{\text{Gefundene ccm Silberlösung} \times 0{,}08259}{\text{Angewandte Substanz}} = \text{Gesuchten \% N.}$$

Bestimmung des Stickstoffs aus dem gefundenen Volumen.
(Methode Dumas.)

$$G = \frac{V(h-w)}{760(1+0{,}00366\,t)} \times g \quad \frac{G \times 100}{\text{Ang. Subst.}} = \text{Gesuchten \% N.}$$

G = das gesuchte Gewicht des Stickstoffs;

V = das gemessene Volumen;

h = der Barometerstand in Millimetern;

t = die Temperatur des Wassers;

w = die Spannung des Wasserdampfes für t^0 in mm ausgedrückt.

g = das Gewicht eines ccm Stickstoffgases in Grammen ist 0,00125658 log. 0,00125658 = 7,09919 — 10 (Bunsen).

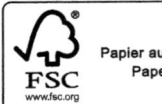

If you have any concerns about our products,
you can contact us on
ProductSafety@springernature.com

In case Publisher is established outside the EU,
the EU authorized representative is:
**Springer Nature Customer Service Center GmbH
Europaplatz 3, 69115 Heidelberg, Germany**

Printed by Libri Plureos GmbH
in Hamburg, Germany